Gesundes Air Fryer

Kochbuch 2021

Ein Komplettes Air Fryer-Kochbuch Zum Genießen Ihrer Mahlzeiten Für Anfänger, Vom Frühstück Bis Zum Dessert Die Besten Rezepte Für Sie

Susan Wilson - Carin Huber

Inhaltsverzeichnis

Einleitung

Herzlichen Glückwunsch zum Kauf Ihres Exemplars von *Gesundes Air Fryer Kochbuch 2021: Ein Komplettes Air Fryer-Kochbuch Zum Genießen Ihrer Mahlzeiten Für Anfänger, Vom Frühstück Bis Zum Dessert Die Besten Rezepte Für Sie.*

Ich freue mich, dass Sie sich entschieden haben, diese Gelegenheit zu nutzen, um die Air Fryer Diät in Ihrem Leben willkommen zu heißen. Ich bin mir sicher, dass dieses Buch Ihnen helfen wird, alle Informationen und Werkzeuge zu finden, die Sie benötigen, um den Air Fryer-Diätplan besser in Ihre Gewohnheiten zu integrieren.

Außerdem dachte ich, ich würde mit Ihnen einige köstliche Ideen und Rezepte für jeden Geschmack und für das Beste Ihrer Kohlenhydratdiät teilen, die Sie hoffentlich zu schätzen wissen.

Sie werden Hunderte von einfach zu realisierenden Ideen finden, die am besten zu Ihrer Situation oder Ihren Bedürfnissen im Moment passen, mit all der Zubereitungszeit, der Menge an Portionen und der Liste aller Nährwerte, die Sie benötigen.

Frühstück

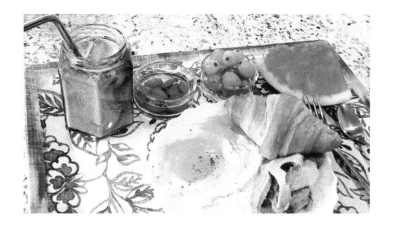

Bok Choy und Spinat

Zubereitungszeit: 20 Minuten

Portionen: 4

Zutaten:

- 3 oz. Mozzarella; Geschreddert

- 7oz. Babyspinat; Zerrissen

- 7 oz. bok choy; Zerrissen

- 2 Eier; Entführt

- 2 EL Olivenöl

- 2 EL Kokoscreme

- Salz und schwarzer Pfeffer nach Geschmack.

Wegbeschreibungen:

1. In Ihrer Air Fryer alle Zutaten außer dem Mozzarella vermischen und vorsichtig abwischen.

2. Den Mozzarella darüber streuen, 15 Minuten bei 360 ° F kochen, zwischen den Tellern teilen und servieren

Ernährung: Kalorien: 200; Fett: 12g; Ballaststoffe: 2g; Kohlenhydrate: 3g; Eiweiß: 8g

Knusprige Schinken-Eierbecher

Zubereitungszeit: 17 Minuten

Portionen: 2

Zutaten:

- 4 große Eier.

- 4, 1-oz.slices Deli Schinken

- 1/2 Tasse zerkleinerter mittlerer Cheddar-Käse.

- 1/4 Tasse gewürfelte grüne Paprika.

- 2 EL gewürfelte rote Paprika.

- 2 EL gewürfelte weiße Zwiebel. - 2 EL Vollfett-Sauerrahm.

Wegbeschreibungen:

1. Legen Sie eine Scheibe Schinken auf den Boden von vier Backbechern.

2. Nehmen Sie eine große Schüssel, verquirlen Sie Eier mit saurer Sahne. Grünen Pfeffer, rote Paprika und Zwiebeln unterrühren

3. Gießen Sie die Eiermischung in mit Schinken ausgekleidete Backbecher. Oben mit Cheddar. Tassen in den Luftfritteusekorb legen. Stellen Sie die Temperatur auf 320 Grad F ein und stellen Sie den Timer für 12 Minuten oder bis die Oberseiten gebräunt sind. Warm servieren.

Ernährung: Kalorien: 382; Eiweiß: 29,4g; Ballaststoffe: 1,4 g; Fett: 23.6g; Kohlenhydrate: 6.0g

Blumenkohlauflauf

Zubereitungszeit: 25 Minuten

Portionen: 4

Zutaten:

- 4 Eier; Entführt

- 2 Tassen Blumenkohlröschen, getrennt

- 2 EL Butter; Geschmolzen

- 1 TL süßer Paprika

- Eine Prise Salz und schwarzer Pfeffer

Wegbeschreibungen:

Erhitzen Sie Ihre Fritteuse bei 320 ° F, fetten Sie mit der Butter, fügen Sie Blumenkohlröschen auf dem Boden hinzu, fügen Sie dann Eier hinzu, die mit Paprika, Salz und Pfeffer verquirlt sind, werfen und kochen Sie für 20 Minuten. Zwischen Tellern teilen und servieren

Ernährung: Kalorien: 240; Fett: 9g; Ballaststoffe: 2g; Kohlenhydrate: 4g; Eiweiß: 8g

Tomaten und Mangold backen

Zubereitungszeit: 20 Minuten

Portionen: 4

Zutaten:

- 4 Eier; Entführt

- 3 Unzen. Mangold; Gehackte.

- 1 Tasse Tomaten; Cubed

- 1 TL Olivenöl

- Salz und schwarzer Pfeffer nach Geschmack.

Wegbeschreibungen:

1. Nehmen Sie eine Schüssel und mischen Sie die Eier mit den restlichen Zutaten außer dem Öl und verquirlen Sie sie gut.

2. Fetten Sie eine Pfanne, die zur Fritteuse passt, mit dem Öl, gießen Sie die Hakenkohlemischung und kochen Sie bei 359 ° F für 15 Minuten.

3. Zwischen tellern teilen und zum Frühstück servieren

Ernährung: Kalorien: 202; Fett: 14g; Ballaststoffe: 3g; Kohlenhydrate: 5g; Eiweiß: 12g

Basilikum-Spinat Quiche

Zubereitungszeit: 10 Minuten • Kochzeit: 10 Minuten •
Portionen: 4

Zutaten

- 1/2 Tasse Spinat
- 1 oz frisches Basilikum, gehackt
- 1 oz Walnüsse
- 3 Eier
- 3/4 Tasse Mandelmilch
- 1/2 Teelöffel Salz
- 1 Esslöffel Mandelmehl

Wegbeschreibungen

1. Den Spinat hacken und mit dem gehackten Basilikum vermischen.
2. Zerdrücken Sie die Walnüsse und fügen Sie sie auch der grünen Mischung hinzu.
3. Danach das Salz und das Mandelmehl hinzufügen.
4. Rühren Sie die Mischung um und legen Sie sie in den Fritteusekorb.
5. Dann die Eier in die separate Schüssel schlagen und gut verquirlen.
6. Mandelmilch dazugeben und vorsichtig umrühren.

7. Gießen Sie die Eiermischung über die Grüns und kochen Sie sie für 10 Minuten bei 375 F.

8. Wenn die Quiche gekocht ist – gut abkühlen lassen und servieren!

ERNÄHRUNG: Kalorien 237, Fett 21,8, Ballaststoffe 2,4, Kohlenhydrate 5,3, Protein 8.7

Gefülltes Hähnchenbrötchen mit Pilzen

Zubereitungszeit: 15 Minuten • Kochzeit: 23 Minuten •
Portionen: 4

Zutaten

- 13 oz Hähnchenfilet
- 6 oz Pilze
- 1 Zwiebel, gehackt
- 1 Knoblauchzehe, gehackt
- 1 Teelöffel Kurkuma
- 1/2 Teelöffel gemahlener Paprika
- 1/2 teAspoon Oregano
- 3/4 Teelöffel Chilischote
- 1 Teelöffel Olivenöl
- 1 Teelöffel Essig

Wegbeschreibungen

1. Schlagen Sie das Hähnchenfilet vorsichtig.
2. Dann die Pilze hacken und in die Fritteuse geben.
3. Fügen Sie Kurkuma, Zwiebeln, Knoblauchzehe, gemahlenen Paprika, Oregano, Chilischote und Olivenöl hinzu.
4. Rühren Sie die Mischung um und kochen Sie sie für 8 Minuten bei 360 F.

5. Alle 2 Minuten umrühren.

6. Dann die Hähnchenfilets mit dem Essig bestreuen.

7. Die gekochte Pilzmischung auf die Hähnchenfilets legen und rollen.

8. Die Hühnerbrötchen in den Fritteusekorb geben und 15 Minuten bei 380 F kochen lassen.

9. Sie können die Hühnerbrötchen während des Kochens umrühren.

10. Dann lassen Sie die gekochten Hähnchenbrötchen wenig kühlen und servieren!

ERNÄHRUNG: Kalorien 210, Fett 8.3, Ballaststoffe 1.4, Kohlenhydrate 5, Protein 28.5

Wichtigsten

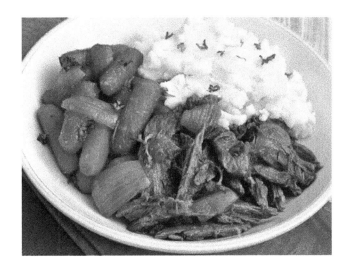

Lemony Endive Mix

Zubereitungszeit: 10 Minuten • Kochzeit: 10 Minuten • Portionen: 4

Zutaten

- 8Erstive, getrimmt
- Salz und schwarzer Pfeffer nach Geschmack
- 3StäblicheLöffel Olivenöl
- Saft von 1/2 Zitrone
- 1Stabiler Tomatenmark
- 2 TischeLöffel Petersilie, gehackt
- 1Teaspoon Stevia

Wegbeschreibungen

1. In einer Schüssel Endiven mit Salz, Pfeffer, Öl, Zitronensaft, Tomatenmark, Petersilie und Stevia kombinieren, Endiven in den Korb Ihrer Fritteuse legen und 10 Minuten bei 365 Grad F kochen.
2. Zwischen Tellern teilen und servieren.
3. Genießen!

ERNÄHRUNG: Kalorien 160, Fett 4, Ballaststoffe 7, Kohlenhydrate 9, Protein 4

Rosmarin & Zitronenlachs

Kochzeit: 10 Minuten • Portionen: 2

Zutaten

- 2salmon Filets
- Ein Schuss Pfeffer
- Frischer Rosmarin, gehackt
- 2Slices Zitrone

Wegbeschreibungen:

1. Reiben Sie den Rosmarin über Ihre Lachsfilets, würzen Sie sie dann mit Salz und Pfeffer und legen Sie Zitronenscheiben auf Filets.
2. Für 2 Stunden in den Kühlschrank stellen. Heizen Sie Ihre Fritteuse auf 320 ° Fahrenheit vor.
3. 10 Minuten kochen lassen.

ERNÄHRUNG: Kalorien: 363, Gesamtfett: 22g, Kohlenhydrate: 8g, Eiweiß: 40g

Würzige Kräuter Chicken Wings

Kochzeit: 15 Minuten • Portionen: 6

Zutaten

- 4lbs. Chicken Wings
- 1/2 Esslöffel Ingwer
- 2 Tischlöffel Essig
- 1frische Limettensaft
- 1tl. Olivenöl
- 2 Posien Sojasauce
- 6garlic Nelken, gehackt
- 1habanero, gehackt
- 1/4 Teelöffel Zimt
- 1/2 Teelöffel Meersalz

Wegbeschreibungen

1. Heizen Sie Ihre Fritteuse auf 390 ° Fahrenheit vor.
2. Zutaten in eine große Schüssel geben und gut kombinieren.
3. Chicken Wings in die Marinadenmischung geben und 2 Stunden im Kühlschrank aufbewahren.
4. Hühnerflügel in die Fritteuse geben und 15 Minuten kochen lassen.
5. Heiß servieren!

ERNÄHRUNG: Kalorien: 673, Gesamtfett: 29g,

Kohlenhydrate: 9g, Eiweiß: 39g

Honig Ingwer Lachs Steaks

Kochzeit: 10 Minuten • Portionen: 2

Zutaten

- 2salmon Steaks
- 2 Posien frischer Ingwer, gehackt
- 2garlic Nelken, gehackt
- 1/4 Tasse Honig
- 1/3 Tasse Orangensaft
- 1/3 Tasse Sojasauce
- 1lemon, in Scheiben geschnitten

Wegbeschreibungen

1. Mischen Sie alle Zutaten in einer Schüssel. Den Lachs in der Sauce für 2 Stunden im Kühlschrank marinieren.
2. Fügen Sie den marinierten Lachs für 10 Minuten in die Fritteuse bei 395 ° Fahrenheit hinzu.
3. Mit frischem Ingwer und Zitronenscheiben garnieren.

ERNÄHRUNG: Kalorien: 514, Gesamtfett: 22g, Kohlenhydrate: 39.5g, Eiweiß: 41g

Auberginen-Tomatensauce

Zubereitungszeit: 10 Minuten • Kochzeit: 12 Minuten • Portionen: 2

Zutaten

- 4cups Auberginen, gewürfelt
- 1tl. Olivenöl
- 1Tl.Löffel Knoblauchpulver
- Eine Prise Salz und schwarzer Pfeffer
- 3garlic Nelken, gehackt
- 1-cup Tomatensauce

Wegbeschreibungen

1. In einer Pfanne, die zu Ihrer Fritteuse passt, Auberginenwürfel mit Öl, Knoblauch, Salz, Pfeffer, Knoblauchpulver und Tomatensauce kombinieren, werfen, in die Fritteuse geben und bei 370 Grad F für 12 Minuten kochen.
2. Zwischen Tellern teilen und servieren.
3. Genießen!

ERNÄHRUNG: Kalorien 250, Fett 7, Ballaststoffe 5, Kohlenhydrate 10, Protein 4

Lammfleischbällchen

Kochzeit: 15 Minuten • Portionen: 4

Zutaten

- 1lb. gemahlenes Lamm
- 1egg weiß
- 1/2 Teelöffel Meersalz
- 2 Posien Petersilie, fresh, gehackt
- 1 Tischlöffelkoriander, gehackt
- 2garlic Nelken, gehackt
- 1tl. Olivenöl
- 1Stischlöffel Minze, gehackt

Wegbeschreibungen

1. Heizen Sie Ihre Fritteuse auf 320 ° Fahrenheit vor.

2. . Alle Zutaten in eine Rührschüssel geben und gut vermischen.

3. Aus der Mischung kleine Fleischbällchen formen und in den Fritteusekorb legen und 15 Minuten kochen lassen.

4. Heiß servieren!

Seiten

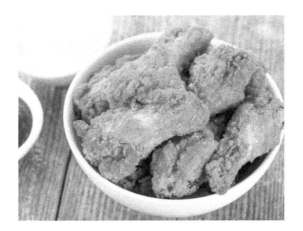

Süßer Lauch

Zubereitungszeit: 10 Minuten

Kochzeit: 11 Minuten

Portionen: 2

Zutaten:

- 1/2 Teelöffel Backpulver

- 1 Esslöffel Zucker

- 11 oz Lauch

- 3 Esslöffel Creme

- 1/4 Teelöffel Salz

- 1 Esslöffel Butter

- 3 Esslöffel Hühnerbrühe

- 1/4 Teelöffel Kurkuma

Wegbeschreibungen:

1. Lauch hacken.

2. Die Fritteuse auf 390 F vorheizen.

3. Die Butter dorthin geben und schmelzen.

4. Dann Sahne und Hühnerbrühe hinzufügen.

5. Danach den gehackten Lauch hinzufügen.

6. Bestreuen Sie den Lauch mit Zucker, Salz, Backpulver und Kurkuma.

7. Rühren Sie es vorsichtig um.

8. Den Lauch 5 Minuten kochen lassen.

9. Danach den Lauch vorsichtig schütteln und 6 Minuten weiter kochen lassen.

10. Wenn der Lauch weich und hellbraun ist, wird er gekocht.

11. Lassen Sie es 3 Minuten abkühlen.

12. Servieren Sie die Mahlzeit.

Ernährung: Kalorien 182, Fett 7,3, Ballaststoffe 2,9, Kohlenhydrate 28,9, Eiweiß 2,6

Knusprige Brokkoliröschen

Zubereitungszeit: 15 Minuten

Kochzeit: 6 Minuten

Portionen: 2

Zutaten:

- 1 Ei

- 1/4 Tasse Sahne

- 1/2 Teelöffel Salz

- 2 Esslöffel Mehl

- 1 Teelöffel Olivenöl

- 12 oz Brokkoli

Wegbeschreibungen:

1. Den Brokkoli waschen und in die mittleren Röschen trennen.

2. Das Ei in die Schüssel knacken und verquirlen.

3. Das Ei mit der Sahne und dem Salz vermischen.

4. Rühren Sie die Mischung um.

5. Danach die Brokkoliröschen in die Sahnemischung tauchen.

6. Dann jedes Brokkoliröschen mit dem Mehl bestreuen.

7. Die Fritteuse auf 400 F vorheizen.

8. Legen Sie die Brokkoliröschen in die Luftfritteuseschale.

9. Den Brokkoli 5 Minuten kochen lassen.

10. Danach die Brokkoliröschen vorsichtig schütteln und 1 Minute kochen lassen.

11. Dann den Brokkoli vorsichtig abkühlen und servieren.

12. Viel Spaß!

Ernährung: Kalorien 157, Fett 6,8, Ballaststoffe 4,6, Kohlenhydrate 18,4, Protein 8,6

Zitrone Artischocken

Zubereitungszeit: 15 Minuten

Kochzeit: 45 Minuten

Portionen: 2

Zutaten:

- 1 Zitrone

- 2 Artischocken

- 1 Teelöffel koscheres Salz

- 1 Knoblauchkopf

- 2 Teelöffel Olivenöl

Wegbeschreibungen:

1. Schneiden Sie die Ränder der Artischocken ab.

2. Die Zitrone in die Hälften schneiden.

3. Knoblauchkopf schälen und knoblauchzehen grob hacken.

4. Dann den gehackten Knoblauch in die Artischocken geben.

5. Die Artischocken mit dem Olivenöl bestreuen

und koscheres Salz.

6. Dann den Zitronensaft in die Artischocken drücken.

7. Die Artischocken in die Folie wickeln.

8. Die Fritteuse auf 330 F vorheizen.

9. Legen Sie die eingewickelten Artischocken in die Fritteuse und kochen Sie 45 Minuten.

10. Wenn die Artischocken gekocht sind – entsorgen Sie die Folie und servieren Sie.

11. Viel Spaß!

Ernährung: Kalorien 133, Fett 5, Ballaststoffe 9,7, Kohlenhydrate 21,7, Protein 6

Weiche Hasselback Kartoffeln

Zubereitungszeit: 15 Minuten

Kochzeit: 30 Minuten

Portionen: 2

Zutaten:

- 2 mittelgroße Kartoffeln

- 4 Speckscheiben

- 1/2 Teelöffel Salz

- 1/2 Teelöffel gemahlener schwarzer Pfeffer

- 1/2 Teelöffel gemahlener Paprika

- 1 Teelöffel Olivenöl

- 1/2 Teelöffel Thymian

- 1/4 Teelöffel Salbei

Wegbeschreibungen:

1. Waschen Sie die Kartoffeln vorsichtig, aber schälen Sie sie nicht.

2. Schneiden Sie die Schlitze in die Kartoffeln, um sie nicht vollständig zu schneiden.

3. Den in Scheiben geschnittenen Speck in die Kartoffelschlitze geben.

4. Dann bestreuen Sie jede Hasselback-Kartoffel mit dem Salz, gemahlenem schwarzem Pfeffer, gemahlenem Paprika, Olivenöl, Thymian und Salbei.

5. Die Fritteuse auf 400 F vorheizen.

6. Legen Sie die Hasselback-Kartoffeln in den Fritteusekorb.

7. Die Hasselback-Kartoffeln 30 Minuten kochen lassen.

8. Wenn die Mahlzeit gekocht ist – kühlen Sie sie bis zur Raumtemperatur.

9. Servieren Sie es!

Ernährung: Kalorien 376, Fett 18,5, Ballaststoffe 5,6, Kohlenhydrate 34,9, Protein 17,8

Kartoffelgratin

Zubereitungszeit: 15 Minuten

Kochzeit: 20 Minuten

Portionen: 2

Zutaten:

- 2 Kartoffeln

- 1/3 Tasse halb und halb

- 1 Esslöffel Haferflockenmehl

- 1/4 Teelöffel gemahlener schwarzer Pfeffer

- 1 Ei

- 2 oz Cheddar Käse

Wegbeschreibungen:

1. Die Kartoffeln waschen und in dünne Stücke schneiden.

2. Die Fritteuse auf 365 F vorheizen.

3. Die Kartoffelscheiben in die Fritteuse geben und 10 Minuten kochen lassen.

4. In der Zwischenzeit die Hälfte und die Hälfte, Haferflockenmehl und gemahlenen schwarzen Pfeffer mischen.

5. Das Ei in die Flüssigkeit knacken und vorsichtig verquirlen.

6. Cheddar-Käse zerkleinern.

7. Wenn die Kartoffel gekocht ist – nehmen Sie 2 Ramekins und legen Sie die Kartoffeln darauf.

8. Gießen Sie die halbe und halbe Mischung.

9. Das Gratin mit zerkleinertem Cheddar-Käse bestreuen.

10. Kochen Sie das Gratin für 10 Minuten bei 360 F.

11. Servieren Sie die Mahlzeit sofort.

12. Viel Spaß!

Ernährung: Kalorien 353, Fett 16,6, Ballaststoffe 5,4, Kohlenhydrate 37,2, Protein 15

Meeresfrüchte

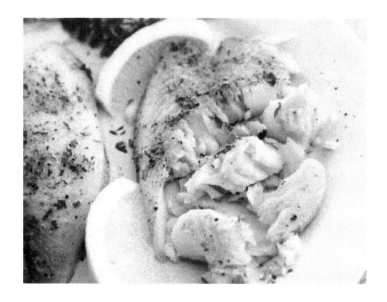

Krabbenkuchen Burger

Zubereitungszeit: 2 Stunden 20 Minuten

Portionen: 3

Ernährung: 500 Kalorien; 15,1 g Fett; 51g Kohlenhydrate; 44,3 g Protein; 1.7g Zucker

Zutaten

- 2 Eier, geschlagen

- 1 Schalotte, gehackt

- 2 Knoblauchzehen, zerkleinert

- 1 Esslöffel Olivenöl

- 1 Teelöffel gelber Senf

- 1 Teelöffel frischer Koriander, gehackt

- 10 Unzen Krabbenfleisch

- 1 Tasse Tortilla-Chips, zerkleinert

- 1/2 Teelöffel Cayennepfeffer

- 1/2 Teelöffel gemahlener schwarzer Pfeffer

- Meersalz, nach Geschmack

- 3/4 Tasse frische Semmelbrösel

Wegbeschreibungen

1. In einer Rührschüssel eier, schalotten, knoblauch, olivenöl, senf, koriander, Krabbenfleisch, Tortilla-Chips, Cayennepfeffer, schwarzen Pfeffer und Salz gründlich vermischen. Gut vermischen.

2. Die Mischung in 6 Bratlinge formen. Die Krabbenpasteten in die frischen Semmelbrösel tauchen und von allen Seiten gut beschichten. Für 2 Stunden in den Kühlschrank stellen.

3. Die Krabbenpasteten beidseitig mit Speiseöl bespritzen. In der vorgeheizten Luftfritteuse bei 360 Grad F 14 Minuten kochen. Auf Wunsch auf Brötchen servieren. Guten Appetit!

Schnapperauflauf mit Gruyere-Käse

Zubereitungszeit: 25 Minuten

Portionen: 4

Ernährung: 406 Kalorien; 19,9 g Fett; 9,3 g Kohlenhydrate; 46,4 g Protein; 4.5g Zucker

Zutaten

- 2 Esslöffel Olivenöl

- 1 Schalotte, dünn geschnitten

- 2 Knoblauchzehen, gehackt

- 1 1/2 Pfund Schnapperfilets

- Meersalz und gemahlener schwarzer Pfeffer, nach Geschmack

- 1 Teelöffel Cayennepfeffer

- 1/2 Teelöffel getrocknetes Basilikum

- 1/2 Tasse Tomatenpüree

- 1/2 Tasse Weißwein

- 1 Tasse Gruyere Käse, zerkleinert

Wegbeschreibungen

1. 1 Esslöffel Olivenöl in einem Topf bei mittlerer bis hoher Hitze erhitzen. Nun Schalotte und Knoblauch zart und aromatisch kochen.

2. Heizen Sie Ihre Luftfritteuse auf 370 Grad F vor.

3. Eine Auflaufform mit 1 Esslöffel Olivenöl einfetten. Das Schnapperfilet in die Auflaufform geben. Mit Salz, schwarzem Pfeffer und Cayennepfeffer würzen. Fügen Sie die angebratene Schalottenmischung hinzu.

4. Basilikum, Tomatenpüree und Wein in die Auflaufform geben. 10 Minuten in der vorgeheizten Luftfritteuse kochen. 5. Mit dem zerkleinerten Käse belegen und weitere 7 Minuten kochen lassen. Sofort servieren

Quick-Fix Meeresfrüchte-Frühstück

Zubereitungszeit: 30 Minuten

Portionen: 2

Ernährung: 414 Kalorien; 23,4 g Fett; 11,6 g Kohlenhydrate; 38,8 g Protein; 7.2g Zucker

Zutaten

- 1 Esslöffel Olivenöl

- 2 Knoblauchzehen, gehackt

- 1 kleine gelbe Zwiebel, gehackt

- 1/4 Pfund Tilapia Stücke

- 1/4 Pfund Steinfischstücke

- 1/2 Teelöffel getrocknetes Basilikum

- Salz und weißer Pfeffer, nach Geschmack

- 4 Eier, leicht geschlagen

- 1 Esslöffel trockener Sherry

- 4 Esslöffel Käse, zerkleinert

Wegbeschreibungen

1. Beginnen Sie, indem Sie Ihre Fritteuse auf 350 Grad F vorheizen; das Olivenöl in eine Backform geben. Nach dem Erhähen den Knoblauch und die Zwiebel 2 Minuten oder duftend kochen.

2. Fügen Sie den Fisch, Basilikum, Salz und Pfeffer hinzu. In einem Mischgericht die Eier gründlich mit Sherry und Käse vermischen. Gießen Sie die Mischung in die Backform.

3. Kochen Sie bei 360 Grad F ca. 20 Minuten. Guten Appetit!

Einfache Garnelen alla Parmigiana

Zubereitungszeit: 20 Minuten

Portionen: 4

Ernährung: 442 Kalorien; 10,3 g Fett; 40,4 g Kohlenhydrate; 43,7 g Protein; 1,2g Zucker

Zutaten

- 2 Eiweiß

- 1 Tasse Allzweckmehl

- 1 Tasse Parmigiano-Reggiano, gerieben

- 1/2 Tasse feine Semmelbrösel

- 1/2 Teelöffel Selleriesamen

- 1/2 Teelöffel Steinpilze Pulver

- 1/2 Teelöffel Zwiebelpulver

- 1 Teelöffel Knoblauchpulver

- 1/2 Teelöffel getrockneter Rosmarin

- 1/2 Teelöffel Meersalz

- 1/2 Teelöffel gemahlener schwarzer Pfeffer

- 1 1/2 Pfund Garnelen, entwendet

Wegbeschreibungen

1. Um eine Panierstation zu machen, das Eiweiß in einer flachen Schüssel verquirlen. In eine separate Schüssel das Allzweckmehl geben.

2. In einem dritten Gericht Parmigiano-Reggiano, Paniermehl und Gewürze gründlich kombinieren; mischen, um gut zu kombinieren.

3. Tauchen Sie die Garnelen in das Mehl, dann in das Eiweiß; Schließlich tauchen Sie sie in die Parm/Paniermehl-Mischung. Rollen, bis sie

sind von allen Seiten abgedeckt.

4. In der vorgeheizten Luftfritteuse bei 390 Grad F 5 bis 7 Minuten oder goldbraun kochen. Arbeiten Sie in Chargen. Auf Wunsch mit Zitronenkeilen servieren.

Indisches berühmtes Fischcurry

Zubereitungszeit: 25 Minuten

Portionen: 4

Ernährung: 449 Kalorien; 29,1 g Fett; 20,4 g Kohlenhydrate; 27,3 g Protein; 13.3g Zucker

Zutaten

- 2 Esslöffel Sonnenblumenöl

- 1/2 Pfund Fisch, gehackt

- 2 rote Chilis, gehackt

- 1 Esslöffel Korianderpulver

- 1 Teelöffel Currypaste

- 1 Tasse Kokosmilch

- Salz und weißer Pfeffer, nach Geschmack

- 1/2 Teelöffel Bockschnaufsamen

- 1 Schalotte, gehackt

- 1 Knoblauchzehe, gehackt

- 1 reife Tomate, püriert

Wegbeschreibungen

1. Heizen Sie Ihre Fritteuse auf 380 Grad F vor; Den Kochkorb mit 1 Esslöffel Sonnenblumenöl bürsten.

2. Kochen Sie Ihren Fisch für 10 Minuten auf beiden Seiten. In die Backform geben, die zuvor mit dem restlichen Esslöffel Sonnenblumenöl eingefettet wurde.

3. Fügen Sie die restlichen Zutaten hinzu und reduzieren Sie die Hitze auf 350 Grad F. Kochen Sie weitere 10 bis 12 Minuten oder bis alles durcherhitzt ist. Viel Spaß!

Kokosgarnelen mit Orangensauce

Zubereitungszeit: 1 Stunde 30 Minuten

Portionen: 3

Ernährung: 487 Kalorien; 21,7 g Fett; 35,9 g Kohlenhydrate; 37,6 g Protein; 8.4g Zucker

Zutaten

- 1 Pfund Garnelen, gereinigt und entwendet

- Meersalz und weißer Pfeffer, nach Geschmack

- 1/2 Tasse Allzweckmehl

- 1 Ei

- 1/4 Tasse Kokosraspeln, ungesüßt

- 3/2 Tasse frische Semmelbrösel

- 2 Esslöffel Olivenöl

- 1 Zitrone, in Keile geschnitten

Dip-Sauce:

- 2 Esslöffel Butter

- 1/2 Tasse Orangensaft

- 2 Esslöffel Sojasauce

- Eine Prise Salz

- 1/2 Teelöffel Tapiokastärke

- 2 Esslöffel frische Petersilie, gehackt

Wegbeschreibungen

1. Die Garnelen trocken tupfen und mit Salz und weißem Pfeffer würzen.

2. Legen Sie das Mehl auf ein großes Tablett; Dann das Ei in eine flache Schüssel geben. In eine dritte flache Schüssel die zerkleinerte Kokosnuss und Semmelbrösel legen.

3. Tauchen Sie die Garnelen in das Mehl und tauchen Sie sie in das Ei. Zum Schluss die Garnelen mit den Kokosraspeln und Semmelbröseln beschichten. 1 Stunde im Kühlschrank aufbewahren.

4. Dann in den Kochkorb wechseln. Mit Olivenöl beträufeln und in der vorgeheizten Luftfritteuse bei 370 Grad F 6 Minuten kochen lassen. Arbeiten Sie in Chargen.

5. In der Zwischenzeit die Butter in einem kleinen Topf bei mittlerer bis hoher Hitze schmelzen; fügen Sie den Orangensaft hinzu und bringen Sie ihn zum Kochen; Reduzieren Sie die Hitze und lassen Sie sie ca. 7 Minuten köcheln.

6. Fügen Sie die Sojasauce, Salz und Tapioka hinzu; weiter köcheln, bis die Sauce eingedickt und reduziert ist. Die Sauce über die Garnelen löffeln und mit Zitronenkeilen und Petersilie garnieren. Sofort servieren.

Geflügel

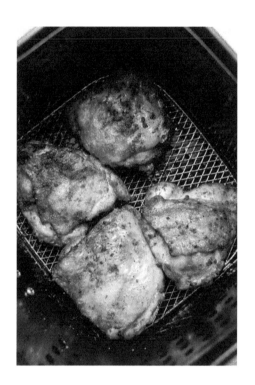

Chicken und Tabasco Sauce Mix

Zubereitungszeit: 10 Minuten • Kochzeit: 20 Minuten • Portionen: 4

Zutaten:

- 2poundschickenbreast, hautlos, knochenlos und gewürfelt
- 2Teaspoons Tabasco Sauce
- 1 Tischlöffel Ingwer, gerieben
- 4garlic Nelken, gehackt
- 1-cup Tomatensauce
- Salz und schwarzer Pfeffer nach Geschmack
- 1Teaspo Olivenöl
- 1/4 Tasse Petersilie, gehackt

Wegbeschreibungen:

1. In der Pfanne der Fritteuse das Huhn mit der Tabasco-Sauce und den anderen Zutaten mischen, in die Fritteuse geben und bei 370 Grad F 20 Minuten kochen lassen.
2. Zwischen Tellern teilen und servieren.

ERNÄHRUNG: Kalorien 281, Fett 11, Ballaststoffe 12, Kohlenhydrate 22, Protein 16

Hähnchen,Lauch und Koriander Mix

Zubereitungszeit: 10 Minuten • Kochzeit: 20 Minuten • Portionen: 4

Zutaten

- 2poundschickenbreast, hautlos, knochenlos und halbiert
- 2leeks, in Scheiben geschnitten
- 2 Tischlöffel Koriander, gehackt
- 1tloon Kurkuma Pulver
- 1tloon süßer Paprika
- Salz und schwarzer Pfeffer nach Geschmack
- 2 Tafellöffel Olivenöl
- 1 Tischlöffel Schnittlauch, gehackt

Wegbeschreibungen

1. In der Pfanne der Fritteuse das Huhn mit dem Lauch und den anderen Zutaten mischen, 20 Minuten bei 370 Grad F kochen, zwischen den Tellern teilen und servieren.

ERNÄHRUNG: Kalorien 270, Fett 11, Ballaststoffe 11, Kohlenhydrate 17, Protein 11

BBQ Chicken Wings

Portionen: 4

Zubereitungszeit: 10 Minuten

Kochzeit: 30 Minuten

Zutaten

- 2 Pfund Chicken Wings, in Drumettes und Flats geschnitten

- 1/2 Tasse BBQ Sauce

Anweisungen

1. Stellen Sie die Temperatur der Luftfritteuse auf 380 Grad F. Fetten Sie einen Luftfritteusekorb.

2. Chicken Wings in einer einzigen Schicht in den vorbereiteten Air Fryer Korb geben.

3. Braten Sie etwa 24 Minuten an der Luft und drehen Sie einmal auf halbem Weg.

4. Stellen Sie nun die Temperatur der Luftfritteuse auf 400 Grad F ein.

5. Braten Sie ca. 6 Minuten an der Luft.

6. Aus der Luftfritteuse nehmen und die Hühnerflügel in eine Schüssel geben.

7. Mit der BBQ-Sauce beträufeln und gut beschichten.

8. Sofort servieren.

Ernährung

Kalorien: 478 Kohlenhydrate: 11.3g Eiweiß: 65.6g Fett: 16.9g Zucker: 8.1g Natrium: 545mg

Knusprige Chicken Wings

Portionen: 2

Zubereitungszeit: 20 Minuten

Kochzeit: 25 Minuten

Zutaten

- 2 Zitronengrasstiel, weiße Portion, gehackt

- 1 Zwiebel, fein gehackt

- 1 Esslöffel Sojasauce

- 11/2 Esslöffel Honig

- Salz und gemahlener weißer Pfeffer, je nach Bedarf

- 1 Pfund Chicken Wings, gespült und getrimmt

- 1/2 Tasse Maisstärke

Anweisungen

1. In einer Schüssel Zitronengras, Zwiebel, Sojasauce, Honig, Salz und weißen Pfeffer vermischen.

2. Fügen Sie die Flügel hinzu und beschichten Sie großzügig mit Marinade.

3. Abdecken und kühlen, um über Nacht zu marinieren.

4. Stellen Sie die Temperatur der Luftfritteuse auf 355 Grad F ein. Fetten Sie einen Luftfritteusekorb.

5. Die Hühnerflügel von der Marinade nehmen und mit der Maisstärke bestreichen.

6. Hühnerflügel in einer einzigen Schicht in den vorbereiteten Air Fryer-Korb geben.

7. Etwa 25 Minuten anbraten und einmal auf halbem Weg umdrehen.

8. Aus der Luftfritteuse nehmen und die Chicken Wings auf eine Servierplatte geben.

9. Heiß servieren.

Ernährung:

Kalorien: 724

Kohlenhydrate: 56.9g

Eiweiß: 43.5g

Fett: 36.2g

Zucker: 15.4g

Natrium: 702mg

Huhn mit Apfel

Portionen: 2

Zubereitungszeit: 20 Minuten

Kochzeit: 20 Minuten

Zutaten

- 1 Schalotte, dünn geschnitten

- 1 Esslöffel frischer Ingwer, fein gerieben

- 1 Teelöffel frischer Thymian, gehackt

- 1/2 Tasse Apfelwein

- 2 Esslöffel Ahornsirup

- Salz und gemahlener schwarzer Pfeffer, je nach Bedarf

- 2, 4 Unzenknochenlose, hautlose Hähnchenschenkel, in Stücke geschnitten

- 1 großer Apfel, entkernt und gewürfelt

Anweisungen

1. In einer Schüssel Schalotte, Ingwer, Thymian, Apfelwein, Ahornsirup, Salz und schwarzen Pfeffer vermischen.

---

2. Die Hähnchenstücke dat und großzügig mit der Marinade vermischen.

3. Zum Marinieren ca. 6-8 Stunden im Kühlschrank aufbewahren.

4. Stellen Sie die Temperatur der Luftfritteuse auf 390 Grad F ein. Fetten Sie einen Luftfritteusekorb.

5. Legen Sie die Hähnchenstücke und den gewürfelten Apfel in den vorbereiteten Air Fryer-Korb.

6. Etwa 20 Minuten anbraten und einmal auf halbem Weg umdrehen.

7. Aus der Luftfritteuse nehmen und die Hühnermischung auf eine Servierplatte geben.

8. Heiß servieren.

Ernährung:

Kalorien: 299

Kohlenhydrate: 39.9g

Eiweiß: 26.2g

Fett: 4.6g

Zucker: 30.4g

Natrium: 125mg

Curry-Huhn

Portionen: 3

Zubereitungszeit: 15 Minuten

Kochzeit: 18 Minuten

Zutaten

- 1 Pfund huhnlos, gewürfelt

- 1 Esslöffel leichte Sojasauce

- 1/2 Esslöffel Maisstärke

- 1 Ei

- 2 Esslöffel Olivenöl

- 1 mittelgelbe Zwiebel, dünn geschnitten

- 1 grüne Chili, gehackt

- 3 Teelöffel Knoblauch, gehackt

- 1 Teelöffel frischer Ingwer, gerieben

- 5 Curryblätter

- 1 Teelöffel Currypulver

- 1 Esslöffel Chilisauce

- 1 Teelöffel Zucker

- Salz und gemahlener schwarzer Pfeffer, je nach Bedarf

- 1/2 Tasse Kondensmilch

Anweisungen

1. In einer Schüssel die Hühnerwürfel, Sojasauce, Maisstärke und Ei dazugeben und gut vermischen.

2. Decken Sie die Schüssel ab und stellen Sie sie für ca. 1 Stunde bei Raumtemperatur auf.

3. Hühnerwürfel aus der Schüssel nehmen und mit Papiertüchern trocken tupfen.

4. Stellen Sie die Temperatur der Luftfritteuse auf 390 Grad F ein. Fetten Sie einen Luftfritteusekorb.

5. Hähnchenwürfel in den vorbereiteten Air Fryer Korb anrichten.

6. Braten Sie für ca. 10 Minuten.

7. Hühnerwürfel aus der Luftfritteuse nehmen und beiseite stellen.

8. In einer mittleren Pfanne das Öl bei mittlerer Hitze hinzufügen und kochen, bis es erhitzt ist.

9. Zwiebel, grünes Chili, Knoblauch, Ingwer und Curryblätter dazugeben. Ca. 3-4 Minuten anbraten.

10. Hühnerwürfel, Currypulver, Chilisauce, Zucker, Salz und schwarzen Pfeffer dazugeben und gut vermischen.

11. Die Kondensmilch unterrühren und ca. 3-4 Minuten kochen lassen.

12. Vom Herd nehmen und die Hühnermischung in eine Servierschüssel geben.

13. Heiß servieren.

Ernährung:

Kalorien: 363 Kohlenhydrate: 10g Eiweiß: 37.1g Fett: 19g Zucker: 0.8g Natrium: 789mg

Fleisch

Fajita Flank Steak Brötchen

Zubereitungszeit: 35 Minuten

Portionen: 6

Zutaten:

- 2 lb. Flankensteak

- 4, 1 oz.Scheiben Pfeffer Jack Käse

- 1 mittelrote Paprika; ausgesät und in Streifen geschnitten

- 1/4 Tasse gewürfelte gelbe Zwiebel

- 1 mittelgrüne Paprika; ausgesät und in Streifen geschnitten

- 2 EL ungesalzene Butter.

- 1 TL Kreuzkümmel

- 1/2 TL Knoblauchpulver. - 2 TL Chilipulver

Wegbeschreibungen:

1. In einer mittleren Pfanne bei mittlerer Hitze Butter schmelzen und Zwiebel, rote Paprika und grüne Paprika anbraten. Mit Chilipulver, Kreuzkümmel und Knoblauchpulver bestreuen. Anbraten, bis die Paprika zart ist, ca. 5-7 Minuten.

2. Flankensteak flach auf eine Arbeitsfläche legen. Zwiebel-Pfeffer-Mischung über das gesamte Steak-Rechteck verteilen. Legen Sie Käsescheiben auf Zwiebeln und Paprika und überlappen Sie sich kaum

3. Mit dem kürzesten Ende in Richtung rollen Sie das Steak und stecken Sie den Käse nach Bedarf in die Rolle.

4. Sichern Sie die Rolle mit zwölf Zahnstochern, sechs auf jeder Seite der Steakrolle. Steakrolle in den Fritteusekorb legen

5. Stellen Sie die Temperatur auf 400 Grad F ein und stellen Sie den Timer auf 15 Minuten ein. Drehen Sie die Rolle zur Hälfte der Kochzeit. Fügen Sie zusätzliche 1-4 Minuten hinzu, abhängig von Ihrer bevorzugten Innentemperatur, 135 Grad F für Medium

6. Wenn der Timer piepst, lassen Sie die Rolle 15 Minuten ruhen und schneiden Sie sie dann in sechs gleichmäßige Stücke. Warm servieren.

Ernährung: Kalorien: 439; Eiweiß: 38,0g; Ballaststoffe: 1,2 g; Fett: 26.6g; Kohlenhydrate: 3.7g

Geräucherte Rindfleisch Burger

Zubereitungszeit: 20 Minuten

Portionen: 4

Ernährung: 167 Kalorien; 5,5 g Fett; 1,4 g Kohlenhydrate; 26,4 g Protein; 0g Zucker; 0,4g Ballaststoffe

Zutaten

- 1 1/4 Pfund magerer Rinderhackfleisch

- 1 Esslöffel Sojasauce

- 1 Teelöffel Dijon-Senf

- Ein paar Striche flüssiger Rauch

- 1 Teelöffel Schalottenpulver

- 1 Knoblauchzehe, gehackt

- 1/2 Teelöffel Kreuzkümmelpulver

- 1/4 Tasse Frühlingszwiebeln, gehackt

- 1/3 Teelöffel Meersalzflocken

- 1/3 Teelöffel frisch geknackte gemischte Pfefferkörner

- 1 Teelöffel Selleriesamen

- 1 Teelöffel Petersilienflocken

Wegbeschreibungen

1. Mischen Sie alle oben genannten Zutaten in einer Schüssel; kneten, bis alles gut eingearbeitet ist.

2. Die Mischung in vier Bratlinge formen. Als nächstes machen Sie ein flaches Bad in der Mitte jedes Pattys, um zu verhindern, dass sie während des Bratens an der Luft aufblähen.

3. Die Bratlinge mit einem Antihaft-Kochspray von allen Seiten bespritzen. Kochen Sie ungefähr 12 Minuten bei 360 Grad F.

4. Überprüfen Sie auf Fertigkeit - ein sofort abgelesenes Thermometer sollte 160 Grad F. Bon appétit!

Japanisches Miso Steak Japanisches Rindfleisch mit Brokkoli

Zubereitungszeit: 60 Minuten

Portionen: 4

Ernährung: 220 Kalorien; 12,4 g Fett; 8,3 g Kohlenhydrate; 19,8 g Protein; 4,4 g Zucker; 1,4 g Ballaststoffe

Zutaten

- 1/2 hatte Brokkoli, in Röschen zerbrochen

- 1/3 Tasse Keto Teriyaki Marinade

- Feines Meersalz und gemahlener schwarzer Pfeffer, nach Geschmack

- 1/2 Pfund Rumpsteak

- 2 rote Paprika, in Scheiben geschnitten

- 1 1/2 Teelöffel Sesamöl

Wegbeschreibungen

1. Rumpfbraten und Teriyaki-Marinade zu einem Mischgericht hinzufügen; umrühren, um zu beschichten. Lassen Sie es für ca. 40 Minuten marinieren.

2. Dann in der vorgeheizten Luftfritteuse 13 Minuten bei 395 Grad F braten.

3. In der Zwischenzeit den Brokkoli im heißen Sesamöl zusammen mit in Scheiben geschnittenem Paprika anbraten; zart kochen und mit Salz und Pfeffer abschmecken.

4. Das zubereitete Rumpsteak auf eine Servierplatte legen und mit sautiertem Brokkoli garniert servieren. Guten Appetit!

Gewürztes Lamm

Zubereitungszeit: 40 Minuten

Portionen: 4

Zutaten:

- 1 lb. Lammkeule; knochenlos und in Scheiben geschnitten

- 1/2 Tasse Walnüsse; Gehackte

- 2 Knoblauchzehen; Gehackte

- 1 EL Petersilie; Gehackte

- 1 EL Rosmarin; Gehackte

- 2 EL Olivenöl

- 1/4 TL Paprikaflocken

- 1/2 TL Senfkörner

- 1/2 TL. Italienische Würmung

- Eine Prise Salz und schwarzer Pfeffer

Wegbeschreibungen:

1. Nehmen Sie eine Schüssel und mischen Sie das Lamm mit allen Zutaten außer walnüssen und Petersilie, reiben Sie gut, legen Sie die Scheiben in den Korb Ihrer Fritteuse und kochen Sie bei 370 ° F für 35 Minuten, drehen Sie das Fleisch auf halbem Weg

2. Zwischen tellern teilen, Petersilie und Walnüsse darüber streuen und mit einem Beilagensalat servieren

Ernährung: Kalorien: 283; Fett: 13g; Ballaststoffe: 4g; Kohlenhydrate: 6g; Eiweiß: 15g

Würziges Feiertags-Roastbeef

Zubereitungszeit: 50 Minuten

Portionen: 8

Ernährung: 243 Kalorien; 10,6 g Fett; 0,4 g Kohlenhydrate; 34,5 g Protein; 0g Zucker; 0,4g Ballaststoffe

Zutaten

- 2 Pfund Roastbeef, bei Raumtemperatur

- 2 Esslöffel natives Olivenöl extra

- 1 Teelöffel Meersalzflocken

- 1 Teelöffel schwarzer Pfeffer, vorzugsweise frisch gemahlen

- 1 Teelöffel geräucherter Paprika

- Ein paar Striche flüssiger Rauch

- 2 Jalapeño-Paprika, in dünne Scheiben geschnitten

Wegbeschreibungen

1. Beginnen Sie mit dem Vorheizen der Luftfritteuse auf 330 Grad F.

2. Dann tupfen Sie den Braten mit Küchentüchern trocken. Reiben Sie mit nativem Olivenöl extra und allen Gewürzen zusammen mit flüssigem Rauch.

3. 30 Minuten in der vorgeheizten Luftfritteuse rösten; dann pausieren Sie die Maschine und drehen Sie den Braten um; Braten für weitere 15 Minuten.

4. Überprüfen Sie die Fertigkeit mit einem Fleischthermometer und servieren Sie sie mit in Scheiben geschnittenen Jalapeños. Guten Appetit!

Die besten Minute Steaks

Zubereitungszeit: 15 Minuten + Marinierungszeit

Portionen: 4

Ernährung: 296 Kalorien; 14g Fett; 6,7 g Kohlenhydrate; 36,5 g Protein; 0,6 g Zucker; 0,3g Ballaststoffe

Zutaten

- 1 1/2 Esslöffel natives Olivenöl extra

- 1/2 Tasse Kräuteressig

- 1/3 Teelöffel Selleriesamen

- 4 Minuten Steaks

- 1 Teelöffel Salz

- 2 Teelöffel Cayennepfeffer

- 1/3 Teelöffel gemahlener schwarzer Pfeffer, oder nach Geschmack

Wegbeschreibungen

1. Alle Zutaten in eine Mischschale geben.

Das Gericht abdecken und die Steaks ca. 3 Stunden im Kühlschrank marinieren.

3. Zum Schluss minutengenössige Steaks für 13 Minuten bei 355 Grad F. Kochen Sie warm mit Ihrem Lieblingssalat und Pommes Frites. Guten Appetit!

EIER UND MILCHPRODUKTE

Vegetarisches Tofu Scramble

Zubereitungszeit: 15 Minuten Portionen: 2

Ernährung: 232 Kalorien; 16,6 g Fett; 5,8 g Kohlenhydrate;

19,9 g Protein; 1,2 g Zucker; 2g Ballaststoffe

Zutaten

- 1/2 Teelöffel frischer Zitronensaft

- 1 Teelöffel grobes Salz

- 1 Teelöffel grob gemahlener schwarzer Pfeffer

- 4 Unzen frischer Spinat, gehackt

- 1 Esslöffel Butter, geschmolzen

- 1/3 Tasse frisches Basilikum, grob gehackt

- 1/2 Teelöffel frischer Zitronensaft

- 13 Unzen weicher Seidentupf, abgetropft

Wegbeschreibungen

1. Tofu und Olivenöl in eine Auflaufform geben.

2. Kochen Sie für 9 Minuten bei 272 Grad F.

3. Fügen Sie die anderen Zutaten hinzu und kochen Sie weitere 5 Minuten. Warm servieren.

Gemüse

Speck Spargel Mix

Zubereitungszeit: 5 Minuten

Kochzeit: 8 Minuten

Portionen: 4

Zutaten:

- 1 Pfund Spargelspeere, beschnitten

- 2 Esslöffel Olivenöl

- 2 Knoblauchzehen, gehackt

- 1 Teelöffel süßer Paprika

- 3 Esslöffel Speck, gekocht und zerkleinert

- Eine Prise Salz und schwarzer Pfeffer

Wegbeschreibungen:

1. Im Korb Ihrer Fritteuse den Spargel mit dem Öl und den anderen Zutaten außer dem Speck kombinieren, werfen und bei 400 Grad F für 8 Minuten kochen.

2. Zwischen den Tellern teilen und mit dem Speck darüber streuen.

Ernährung: Kalorien 100, Fett 2, Ballaststoffe 5, Kohlenhydrate 8, Protein 4

Spargel und Rüben Mix

Zubereitungszeit: 4 Minuten

Kochzeit: 15 Minuten

Portionen: 4

Zutaten:

- 2 Esslöffel Olivenöl

- 6 Spargelstangen, beschnitten und halbiert

- 2 Rüben, geschält und grob gewürfelt

- 2 Esslöffel Balsamico-Essig

- 1 Teelöffel Chilipulver

- 1/2 Esslöffel Cajun Gewürz

Wegbeschreibungen:

1. Im Korb Ihrer Fritteuse die Rüben mit dem Spargel und dem anderen kombinieren

Zutaten, werfen und bei 390 Grad F für 15 Minuten kochen.

2. Die Mischung zwischen den Tellern aufteilen und servieren.

Ernährung: Kalorien 151, Fett 3, Ballaststoffe 4, Kohlenhydrate 9, Protein 4

Haferflocken gefüllte Paprika

Zubereitungszeit: 10 Minuten

Kochzeit: 16 Minuten

Portionen: 2

Zutaten:

- 1 große rote Paprika, halbiert und ausgesät

- 1 Tasse gekochte Haferflocken

- 2 Esslöffel rote Kidneybohnen in Dosen

- 2 Esslöffel Naturjoghurt

- 1/8 Teelöffel gemahlener Kreuzkümmel

- 1/8 Teelöffel geräucherter Paprika

- Salz und schwarzer Pfeffer, nach Geschmack

Wegbeschreibungen:

1. Die Luftfritteuse auf 355 o F vorheizen und eine Luftfritteuse einfetten.

2. Die Paprika in die Luftfritteuse geben und ca. 8 Minuten kochen lassen.

3. In der Zwischenzeit Haferflocken mit den restlichen Zutaten in einer Schüssel mischen.

4. Die Haferflockenmischung in jede Pfefferhälfte stopfen und ca. 8 Minuten kochen lassen.

5. In einer Schüssel abspeisen und warm servieren.

Ernährung:

Kalorien: 233, Fett: 3.3g, Kohlenhydrate: 41.3g, Zucker: 5.2g, Eiweiß: 9.8g, Natrium: 18mg

Kartoffelsalat

Zubereitungszeit: 10 Minuten

Kochzeit: 40 Minuten

Portionen: 6

Zutaten:

- 4 Russet Kartoffeln

- 3 hart gekochte Eier, geschält und gehackt

- 1 Tasse Sellerie, gehackt

- 1/2 Tasse rote Zwiebel, gehackt

- 1 Esslöffel Olivenöl

- Salz, je nach Bedarf

- 1 Esslöffel zubereiteter Senf

- 1/4 Teelöffel Selleriesalz

- 1/4 Teelöffel Knoblauchsalz

- 1/4 Tasse Mayonnaise

Wegbeschreibungen:

1. Die Luftfritteuse auf 390 o F vorheizen und einen Luftfritteusekorb einfetten.

2. Die Kartoffeln mit einer Gabel stechen und mit Olivenöl und Salz einreiben.

3. Die Kartoffeln im Fritteusekorb anrichten und ca. 40 Minuten kochen lassen.

4. Die Kartoffeln in einer Servierschüssel austeilen und zum Abkühlen beiseite stellen.

5. Fügen Sie die restlichen Zutaten hinzu und mischen Sie gut.

6. Ca. 2 Stunden im Kühlschrank aufbewahren und sofort servieren.

Ernährung:

Kalorien: 196, Fett: 8.1g, Kohlenhydrate: 26.5g, Zucker: 3.1g, Eiweiß: 5.6g, Natrium: 180mg

Blumenkohl Salat

Zubereitungszeit: 20 Minuten

Kochzeit: 10 Minuten

Portionen: 4

Zutaten:

- 1/4 Tasse goldene Rosinen

- 1 Tasse kochendes Wasser

- 1 Kopf Blumenkohl, in kleine Röschen geschnitten

- 1/4 Tasse Pekannüsse, geröstet und gehackt

- 2 Esslöffel frische Minzblätter, gehackt

- 1/4 Tasse Olivenöl

- 1 Esslöffel Currypulver

- Salz, nach Geschmack

Zum Anziehen

- 1 Tasse Mayonnaise

- 2 Esslöffel Zucker

- 1 Esslöffel frischer Zitronensaft

Wegbeschreibungen:

1. Die Luftfritteuse auf 390 o F vorheizen und einen Luftfritteusekorb einfetten.

2. Blumenkohl, Currypulver, Salz und Olivenöl in einer Schüssel vermischen und gut beschichten.

3. Die Blumenkohlröschen im Fritteusenkorb anrichten und ca. 10 Minuten kochen lassen.

4. Die Blumenkohlröschen in einer Servierschüssel austeilen und zum Abkühlen beiseite stellen.

5. In der Zwischenzeit die Rosinen in kochendem Wasser in einer Schüssel für etwa 20 Minuten hinzufügen.

6. Die Rosinen gut abtropfen lassen und mit den Blumenkohlröschen vermischen.

7. Mischen Sie alle Zutaten für das Dressing in einer Schüssel und gießen Sie den Salat über.

8. Gut beschichten und sofort servieren.

Ernährung:

Kalorien: 162, Fett: 3.1g, Kohlenhydrate: 25.3g,

Garten Frische grüne Bohnen

Zubereitungszeit: 10 Minuten

Kochzeit: 12 Minuten

Portionen: 4

Zutaten:

- 1 Pfund grüne Bohnen, gewaschen und beschnitten

- 1 Teelöffel Butter, geschmolzen

- 1 Esslöffel frischer Zitronensaft

- 1/4 Teelöffel Knoblauchpulver

- Salz und frisch gemahlener Pfeffer, nach Geschmack

Wegbeschreibungen:

1. Die Luftfritteuse auf 400 o F vorheizen und einen Luftfritteusekorb einfetten.

2. Alle Zutaten in eine große Schüssel geben und in den Air Fryer Korb geben.

3. Ca. 8 Minuten kochen und in einer Schüssel warm servieren.

Ernährung:

Kalorien: 45, Fette: 1.1g, Kohlenhydrate: 8.3g, Zucker: 1.7g, Proteine: 2.1g, Natrium: 14mg

Snacks

Jackfrucht Air-Fryer Fries

Kochzeit: 20 Minuten • Portionen: 4

Zutaten

- 1 Becher Jackfrucht, gesät
- 1Teaspo Olivenöl
- 1TeaspoOn Kurkuma
- 1teaspoon lIquid Stevia
- 2Teaspoons zuckerfreier Sirup
- 1Teaspo Salz

Wegbeschreibungen:

1. In einer Rührschüssel Sirup, Olivenöl, Stevia, Kurkuma und Salz hinzufügen. Fügen Sie Mischung zu Streifen von Jackfrucht hinzu. Zutaten abreichen und 30 Minuten stehen lassen. Bereiten Sie Ihre Luftfritteuse für 2 Minuten auf 370 ° Fahrenheit vor. Die Jackfrucht in die Luftfritteuse geben und 20 Minuten kochen lassen. Schütteln Sie den Korb ein paar Mal durch die Kochzeit.

ERNÄHRUNG: CAlories: 155, Gesamtfett: 0.5g,
Kohlenhydrate: 39.2g, Eiweiß: 2.43g

Süße & saure air-gebratene Yamswurzel

Kochzeit: 20 Minuten • Portionen: 4

Zutaten

- 1Teaspo Olivenöl
- 2 Tischlöffel Schnittlauch, gehackt
- Salz und Pfeffer nach Geschmack
- 1Teaspo Zitronenschale
- 1Tl.Löffel flüssiges Stevia
- 1Tl.Löffel Tamarindenpaste
- 2 Stasse Yam, in Streifen geschnitten

Wegbeschreibungen

1. Waschen Sie das Gemüse und schälen Sie die Haut von Yamswurzeln. Die Yams in Streifen schneiden und in eine Rührschüssel geben. Stevia und Tamarindenpaste in eine Schüssel geben. Hackschnittlauch in eine Schüssel geben. MitSalz und Pfeffer würzen. Mit Zitronenschale bestreuen. Yamswurzeln 30 Minuten marinieren. Heizen Sie Ihre Fritteuse auf 380 ° Fahrenheit vor. Yams in den Fritteusekorb geben und Teelöffel Olivenöl auf Jicama sprühen. 20 Minuten knusprig kochen. Schütteln Sie den Korb während der Kochzeit

einige Male. Warm servieren.

ERNÄHRUNG: Kalorien: 49, Gesamtfett: 0.12g, Kohlenhydrate: 11.47g, Proteine: 0.94g

SelleriePommes mit hausgemachtem Aioli

Zubereitungszeit: 20 Minuten

Portionen: 4

Ernährung: 172 Kalorien; 17,2 g Fett; 3,4 g Kohlenhydrate; 0,9g Protein; 1,6 g Zucker; 1,8 g Ballaststoffe

Zutaten

- 1 Pfund Sellerie, lange Streifen schälen

- 2 Esslöffel Sesamöl

- Meersalz und gemahlener schwarzer Pfeffer, nach Geschmack

- 1 Teelöffel rote Paprikaflocken, zerkleinert

- 1/2 Teelöffel Currypulver

- 1/2 Teelöffel Senfkörner

Würzige Zitrus-Aioli:

- 1/4 Tasse Mayonnaise

- 1 Esslöffel frischer Limettensaft

- 1 Knoblauchzehe, zertrümmert

- Salz und schwarzer Pfeffer, nach Geschmack

Wegbeschreibungen

1. Beginnen Sie mit dem Vorheizen der Luftfritteuse auf 380 Grad F.

2. Die Pastinakenchips mit dem Sesamöl, Salz, schwarzem Pfeffer, rotem Pfeffer, Currypulver und Senfkörnern bestreuen.

3. 15 Minuten kochen und den Air Fryer-Korb regelmäßig schütteln.

4. In der Zwischenzeit die Sauce zubereiten, indem Sie die Mayonnaise, den Limettensaft, den Knoblauch, das Salz und den Pfeffer verquirlen. In den Kühlschrank stellen, bis sie einsatzbereit sind. Guten Appetit!

Käse und Lauch Dip

Zubereitungszeit: 17 Minuten • Portionen: 6

Zutaten

- 2 Frühlingsnwiebeln; Gehackte
- 4leeks; Geschnitten
- 1/4 Tasse Kokoscreme
- 3 ELKokosmilch
- 2 EL Butter; Geschmolzen
- Salz und weißer Pfeffer nach Geschmack

Wegbeschreibungen

1. In einer Pfanne, die zu Ihrer Fritteuse passt, alle Zutaten mischen und gut verquirlen.
2. Die Pfanne in die Fritteuse geben und 12 Minuten bei 390 ° F kochen lassen. In Schüsseln teilen und servieren

ERNÄHRUNG: Kalorien: 204; Fett: 12g; Ballaststoffe: 2g; Kohlenhydrate: 4g; Eiweiß: 14g

Gurken Salsa

Zubereitungszeit: 10 Minuten • Portionen: 4

Zutaten

- 11/2 lb. Gurken; Geschnitten
- 2red Chilischoten; Gehackte.
- 2Tomaten Würfeld
- 2 Frühlingsnwiebeln; Gehackte.
- 1 EL Balsamico-Essig
- 2 EL Ingwer; Geriebener
- Ein Spritzer Olivenöl

Wegbeschreibungen

- In einer Pfanne, die zu Ihrer Fritteuse passt, alle Zutaten mischen, werfen, in die Fritteuse einführen und bei 340 ° F für 5 Minuten kochen
- In Schüsseln teilen und kalt als Vorspeise servieren.

ERNÄHRUNG: Kalorien: 150; Fett: 2g; Ballaststoffe: 1g; Kohlenhydrate: 2g; Eiweiß: 4g

Kräuterröstbarer Blumenkohl

Zubereitungszeit: 20 Minuten

Portionen: 2

Ernährung: 160 Kalorien; 14g Fett; 7,9 g Kohlenhydrate; 3,1 g Protein; 3g Zucker; 3,2 g Ballaststoffe

Zutaten

- 3 Tassen Blumenkohlröschen

- 2 Esslöffel Sesamöl

- 1 Teelöffel Zwiebelpulver

- 1 Teelöffel Knoblauchpulver

- 1 Teelöffel Thymian

- 1 Teelöffel Salbei

- 1 Teelöffel Rosmarin

- Meersalz und geknackter schwarzer Pfeffer, nach Geschmack

- 1 Teelöffel Paprika

Wegbeschreibungen

1. Beginnen Sie, indem Sie Ihre Luftfritteuse auf 400 Grad F vorheizen.

2. Den Blumenkohl mit den restlichen Zutaten in die Luft füllen; Wirf gut zu beschichten.

3. Kochen Sie für 12 Minuten und schütteln Sie den Kochkorb zur Hälfte der Kochzeit. Sie werden knusprig, wenn sie abkühlen. Guten Appetit!

Ranch geröstete Mandeln

Zubereitungszeit: 11 Minuten • Portionen: 2 Tassen

Zutaten

- 1/2 (1 Oz. Ranch) Dressing Mix Packung
- 2Cups rohe Mandeln.
- 2 EL ungesalzene Butter; Geschmolzen.

Wegbeschreibungen

1. Nehmen Sie eine große Schüssel, werfen Sie Mandeln in Butter, um sie gleichmäßig zu bestreichen. Ranch-Mix über Mandeln streuen und umdrehen. Mandeln in den Luftfritteusekorb legen

2. Stellen Sie die Temperatur auf 320 Grad F ein und stellen Sie den Timer auf 6 Minuten ein. Schütteln Sie den Korb während des Kochens zwei- oder dreimal

3. Mindestens 20 Minuten abkühlen lassen. Mandeln werden weich, werden aber während des Abkühlens knuspriger. In einem luftdichten Behälter bis zu 3 Tage lagern.

ERNÄHRUNG: Kalorien: 190; Eiweiß: 6,0g; Ballaststoffe: 3.0g; Fett: 16,7g; Kohlenhydrate: 7.0g

Dessert

Gebratene Zucchini

Zubereitungszeit: 10 Minuten • Kochzeit: 8 Minuten • Portionen: 4

Zutaten

- 2 mittlere Zucchinis, in 19 mm dicke Streifen geschnitten
- 60g Allzweckmehl
- 12g Salz
- 2g schwarzer Pfeffer
- 2 gepschlagene Eier
- 15ml Milch
- 84g italienisch gewürzte Paniermehle
- 25g geriebener Parmesan
- Antihaft-Sprühöl
- Ranchsauce, zum Servieren

Richtung:

1. Die Zucchini in 19 mm dicke Streifen schneiden.
2. Mit Mehl, Salz und Pfeffer auf einem Teller vermischen. Eier und Milch in einem separaten

Gericht vermischen. Brotkrumen und Parmesan in ein anderes Gericht geben.

3. Jedes Stück Zucchini mit Mehl bedecken, dann in Ei tauchen und durch die Krümel führen. Zur Seite stellen.

4. Die Fritteuse vorheizen, auf 175°C stellen.

5. Legen Sie die abgedeckte Zucchini in die vorgewärmte Luftfritteuse und sprühen Sie sie mit Ölspray. Stellen Sie den Timer auf 8 Minuten und drücken Sie Start / Pause.

6. Achten Sie darauf, die Körbe mitten im Kochen zu schütteln.

7. Mit Tomatensauce oder Ranchsauce servieren.

ERNÄHRUNG: Kalorien: 67 Fett: 4.1g Kohlenhydrate: 4.5g Protein: 3.3g: 1.47g Cholesterin: 20.7mg

Zitronen- und Ahornsirup-Pudding

Zubereitungszeit: 10 Minuten • Kochzeit: 5 Minuten •
Portionen: 7

Zutaten

- 3cups Milch
- Saft von 2 Zitronen
- Zitronenschale aus 2 Zitronen, gerieben
- 1/2 Tasse Ahornsirup
- 2 Tischlöffel Gelatine
- 1 Becher Wasser, für den Schnellkochtopf

Wegbeschreibungen

1. In Ihrem Mixer Milch mit Zitronensaft, Zitronenschale, Ahornsirup und Gelatine mischen, richtig gut pulsieren und in Ramekins teilen.

2. Fügen Sie das Wasser zu Ihrem Schnellkochtopf hinzu, fügen Sie einen Dampfkorb hinzu, fügen Sie Ramekins hinzu, decken Sie es ab und kochen Sie es 5 Minuten lang auf High.

3. Puddings kalt servieren.

ERNÄHRUNG: Kalorien 151, Fett 3, Ballaststoffe 2, Kohlenhydrate 18, Protein

Winter Kirsch Mix

Zubereitungszeit: 10 Minuten • Kochzeit: 5 Minuten • Portionen: 6

Zutaten

- 16Ounces Kirschen, entsteint
- 2 Tischlöffel Wasser
- 2 Posien Zitronensaft
- Zucker nach Geschmack
- 2Stäbchen Maisstärke

Wegbeschreibungen

1. In Ihrem Schnellkochtopf Kirschen mit Zucker und Zitronensaft mischen, umrühren, abdecken und 3 Minuten auf High kochen.

2. In einer Schüssel Wasser mit Maisstärke mischen, gut umrühren, in den Topf geben, den Herd auf den Sauté-Modus stellen, den Rest der Kirschen hinzufügen, umrühren, 2 Minuten kochen, in Schüsseln teilen und kalt servieren.

ERNÄHRUNG: Kalorien 161, Fett 4, Ballaststoffe 2, Kohlenhydrate 8, Protein

Pommes Frites im Cajun-Stil

Zubereitungszeit: 30 Minuten • Kochzeit: 28 Minuten •
Portionen: 4

Zutaten

- 2 rötliche Kartoffeln, geschält und in Streifen von 76 x 25 mm geschnitten
- 1 Liter kaltes Wasser
- 15ml Öl
- 7g Cajun Gewürz
- 1g Cayennepfeffer
- Tomatensauce oder Ranchsauce, zum Servieren

Richtung:

1. Die Kartoffeln in 76 x 25 mm Streifen schneiden und 15 Minuten in Wasser einweichen.
2. Die Kartoffeln abtropfen lassen, mit kaltem, trockenem Wasser mit Papiertüchern abspülen.
3. Die Fritteuse vorheizen, auf 195°C einstellen.
4. Fügen Sie Öl und Gewürze zu den Kartoffeln hinzu, bis sie vollständig bedeckt sind.
5. Die Kartoffeln in die vorgewärmte Luftfritteuse geben und den Timer auf 28 Minuten stellen.
6. Achten Sie darauf, die Körbe während des Kochens zu schütteln

7. Nehmen Sie die Körbe aus der Luftfritteuse, wenn Sie fertig gekocht haben, und würzen Sie die Pommes mit Salz und Pfeffer.

8. Mit Tomatensauce oder Ranchsauce servieren.

ERNÄHRUNG: Kalorien: 156 Fett: 8.01g Kohlenhydrate: 20.33g Eiweiß: 1.98g Zucker: 0.33g Cholesterin: 0mg

Gebratene Avocado

Zubereitungszeit: 15 Minuten • Kochzeit: 10 Minuten •
Portionen: 2

Zutaten

- 2avocados in 25 mm dicke Keile geschnitten
- 50g Pein Krümelbrot
- 2g Knoblauchpulver
- 2g Zwiebelpulver
- 1g geräucherter Paprika
- 1g Cayennepfeffer
- Salz und Pfeffer nach Geschmack
- 60g Allzweckmehl
- 2eggs, geschlagen
- Antihaft-Sprühöl
- Tomatensauce oder Ranchsauce, zum Servieren

Richtung:

1. Die Avocados in 25 mm dicke Stücke schneiden.
2. Krümel, Knoblauchpulver, Zwiebelpulver, geräucherten Paprika, Cayennepfeffer und Salz in einer Schüssel vermischen.
3. Trennen Sie jeden Avocadokeil im Mehl, tauchen Sie dann die geschlagenen Eier und rühren Sie die

Semmelbröselmischung ein.

4. Die Fritteuse vorheizen.

5. Die Avocados in die vorgewärmten Fritteusekörbe geben, mit Ölspray besprühen und bei 205°C 10 Minuten garen. Die gebratene Avocado zur Hälfte des Kochens wenden und mit Speiseöl bestreuen.

6. Mit Tomatensauce oder Ranchsauce servieren.

ERNÄHRUNG: Kalorien: 96 Fett: 8,8g Kohlenhydrate: 5,12g Eiweiß: 1,2g Zucker: 0,4g Cholesterin: 0mg

Erdbeere und Chia-Marmelade

Zubereitungszeit: 10 Minuten • Kochzeit: 4 Minuten • Portionen: 6

Zutaten

- 2 Tischlöffel Chiasamen
- 4Löffel Zucker
- 2 Pfählen Erdbeeren, halbiert
- 1/2 Teelöffel Vanilleextrakt
- Schale von 1 Zitrone, gerieben

Wegbeschreibungen

1. In Ihrem Schnellkochtopf Zucker mit Erdbeeren, Vanilleextrakt, Zitronenschale und Chiasamen mischen, umrühren, abdecken und 4 Minuten auf High kochen lassen.

2. Erneut umrühren, in Tassen teilen und kalt servieren

ERNÄHRUNG: Kalorien 110, Fett 2, Ballaststoffe 2, Kohlenhydrate 2, Protein

Karottenpudding und Rumsauce

Zubereitungszeit: 10 Minuten • Kochzeit: 1 Stunde und 10 Minuten • Portionen: 2

Zutaten

- 1 und 1/2 Tassen Wasser
- Kochspray
- 2Löffel brauner Zucker
- 1egg
- 2 Tischlöffel Melasse
- 2Staus Mehl
- Eine Prise Piment
- Eine Prise Zimtpulver
- Eine Prise Muskatnuss, gemahlen
- 1/4 Teelöffel Backpulver
- 1/3 Tasse Verkürzung, gerieben
- 3 Tischlöffel Pekannüsse, gehackt
- 3 TischeLöffel Karotten, gerieben
- 3 Tischlöffel Rosinen
- 1/2 Tasse Brotkrümel

Für die Sauce:

- 1 und 1/2 Esslöffel Butter
- 2Löffel brauner Zucker
- 2Löffel schwere Sahne

- 1/2 Esslöffel Rum

- Eine Prise Zimtpulver

Wegbeschreibungen

1. In einer Schüssel Melasse mit Eiern und 2 Esslöffeln Zucker, Mehl, Kürzung, Karotten, Nüssen, Rosinen, Semmelbröseln, Salz, einer Prise Zimt, Piment, Muskatnuss und Backpulver mischen, alles umrühren, in eine mit Kochspray eingefettete Puddingpfanne gießen und mit Zinnfolie abdecken. Fügen Sie das Wasser zu Ihrem Schnellkochtopf hinzu, fügen Sie den Dampfkorb hinzu, fügen Sie Pudding hinzu, decken Sie ihn ab und kochen Sie auf High 1 Stunde. In der Zwischenzeit eine Pfanne mit der Butter für die Sauce bei mittlerer Hitze erhitzen, 2 Esslöffel Zucker hinzufügen, umrühren und 2 Minuten kochen lassen. Sahne, Rum und eine Prise Zimt dazugeben, umrühren und 2 Minuten weiter köcheln lassen.

2. Pudding in 2 Schüsseln teilen, Rumsauce überträufeln und servieren.

ERNÄHRUNG: Kalorien261, Fett 6, Ballaststoffe 6, Kohlenhydrate 10, Protein

Zitronenpudding

Zubereitungszeit: 30 Minuten • Kochzeit: 10 Minuten • Portionen: 2

Zutaten

- 1/2 Tasse Milch
- Schale aus 1/2 Zitrone, gerieben
- 3egg Eigelb
- 1/2 Tasse frische Sahne
- 1 Becher Wasser
- 3Löffel Zucker
- Brombeersirup zum Servieren

Wegbeschreibungen

1. Eine Pfanne bei mittlerer Hitze erhitzen, Milch, Zitronenschale und Sahne dazugeben, umrühren, zum Kochen bringen, Hitze abnehmen und 30 Minuten beiseite stellen.
2. In einer Schüssel Eigelb mit Zucker und Sahne vermischen, gut umrühren, in die 2 gefetteten Ramekins gießen und mit Zinnfolie bedecken.
3. Fügen Sie das Wasser zu Ihrem Schnellkochtopf hinzu, fügen Sie den Dampfkorb hinzu, fügen Sie Ramekins hinzu, decken Sie es ab und kochen Sie es 10 Minuten lang auf High.

4. Mit Brombeersirup obd serviert.

ERNÄHRUNG: Kalorien 162, Fett 2, Ballaststoffe 2, Kohlenhydrate 8, Protein

Zwiebelblume

Zubereitungszeit: 15 Minuten • Kochzeit: 25 Minuten •
Portionen: 3

Zutaten

- 1große Zwiebel
- 120g Allzweckmehl
- 7g PaPrika
- 12g Salz
- 7g Knoblauchpulver
- 3g Chilipulver
- 1g schwarzer Pfeffer
- 1g getrockneter Oregano
- 295 ml Wasser
- 56g italienische Paniermehle
- Antihaft-Sprühöl

Richtung:

1. Die Zwiebel schälen und die Oberseite schneiden. Legen Sie es auf ein Schneidebrett. Schneiden Sie ab, von der Mitte auf dem Schneidebrett. Wiederholen Sie den Vorgang, um 8 gleichmäßig getrennte Schnitte um die Zwiebel herum zu erstellen. Stellen Sie sicher, dass Ihr Schnitt durch alle Schichten geht, aber lassen Sie die Zwiebel in der Mitte verbunden. Zur Seite

stellen.

2. Die Zwiebel mindestens 2 Stunden in kaltem Wasser bedecken und dann trocknen. Mehl, Paprika, Salz, Knoblauchpulver, Chilipulver, schwarzer Pfeffer, Oregano und Wasser geben, bis sich eine Mischung bildet.

3. Die Fritteuse für 5 Minuten bei 1800C vorheizen.

4. Decken Sie die Zwiebel mit der Mischung ab, verteilen Sie sie über die Schichten und stellen Sie sicher, dass sie alle bedeckt sind. Dann bestreuen Sie die Ober- und Unterseite der Zwiebel mit den Krümeln. Besprühen Sie den Boden der Fritteuse mit Speiseölspray und legen Sie die Zwiebel zerschnitten hinein. Besprühen Sie die Oberseite der Zwiebel großzügig mit Ölspray.

5. Die Zwiebel bei 205 ° C für 10 Minuten kochen, dann weitere 15 Minuten bei 175 ° C kochen.

ERNÄHRUNG: Kalorien: 120 Fett: 9,02g Kohlenhydrate: 8,67g Eiweiß: 1,72g Zucker: 3,76g Cholesterin: 16mg

Hasselback Kartoffeln

Zubereitungszeit: 3 Minuten • Kochzeit: 40 Minuten • Portionen: 2

Zutaten

- 4mittelrötliche Kartoffeln gewaschen und abgetropft
- 30ml Olivenöl
- 12g Salz
- 1g schwarzer Pfeffer
- 1g Knoblauchpulver
- 28g geschmolzene Butter
- 8g Petersilie, frisch gehackt, zum Dekorieren

Richtung:

1. Kartoffeln waschen und schrubben. Lassen Sie sie mit einem Papiertuch trocknen.
2. Cut die Schlitze, 6 mm entfernt, auf den Kartoffeln, stoppen, bevor Sie sie vollständig schneiden, so dass alle Scheiben ca. 13 mm am Boden der Kartoffel verbunden sind.
3. Die Fritteuse 6 Minuten vorheizen, auf 175°C stellen.
4. Die Kartoffeln mit Olivenöl bedecken und gleichmäßig mit Salz, schwarzem Pfeffer und

Knoblauchpulver würzen.

5. Die Kartoffeln in die Fritteuse geben und 30 Minuten bei 175°C garen.

6. Die geschmolzene Butter über die Kartoffeln bürsten und weitere 10 Minuten bei 175°C garen.

7. Mit frisch gehackter Petersilie garnieren.

ERNÄHRUNG: Kalorien: 415 Fett: 42g Kohlenhydrate: 9g Protein: 1g

Bratkartoffeln

Zubereitungszeit: 3 Minuten • Kochzeit: 20 Minuten • Portionen: 4

Zutaten:

- 227g kleine frische Kartoffeln, gereinigt und halbiert
- 30 ml Olivenöl
- 3g Salz
- 1g schwarzer Pfeffer
- 2g Knoblauchpulver
- 1g getrockneter Thymian
- 1g getrockneter Rosmarin

Richtung:

1. Die Fritteuse einige Minuten vorheizen. Stellen Sie es auf 195°C.
2. Die Kartoffeln in zwei Hälften mit Olivenöl bedecken und die Gewürze vermischen.
3. Die Kartoffeln in die vorgewärmte Fritteuse geben. Stellen Sie die Zeit auf 20 Minuten ein. Achten Sie darauf, die Körbe mitten im Kochen zu schütteln.

ERNÄHRUNG: Kalorien: 93 Fett: 0,13g Kohlenhydrate: 21,04g Eiweiß: 2,49g Zucker: 1,g Cholesterin: mg

Süßkartoffelchips

Zubereitungszeit: 5 Minuten • Kochzeit: 10 Minuten • Portionen: 4

Zutaten

- 2große Süßkartoffeln, in 25 mm dicke Streifen geschnitten
- 15ml Öl
- 10g Salz
- 2g schwarzer Pfeffer
- 2g Paprika
- 2g Knoblauchpulver
- 2g Zwiebelpulver

Richtung:

1. Die Süßkartoffeln in 25 mm dicke Streifen schneiden.
2. Die Fritteuse einige Minuten vorheizen.
3. Die geschnittenen Süßkartoffeln in eine große Schüssel geben und mit dem Öl vermischen, bis die Kartoffeln alle gleichmäßig beschichtet sind.
4. Streuen Sie Salz, schwarzen Pfeffer, Paprika, Knoblauchpulver und Zwiebelpulver. Gut mischen.
5. Die Pommes Frites in die vorgeheizten Körbe

geben und 10 Minuten bei 205°C garen. Achten Sie darauf, die Körbe auf halbem Weg durch das Kochen zu schütteln.

ERNÄHRUNG: Kalorien: 130 Fett: 0g Kohlenhydrate: 29g Eiweiß: 2g Zucker: 9g Cholesterin: 0mg

Zwiebelringe

Zubereitungszeit: 10 Minuten • Kochzeit: 20 Minuten •
Portionen: 2

Zutaten

- 1kleine weiße Zwiebel, in 13 mm dicke Runden geschnitten und in Ringe getrennt
- 84g knuspriges Brot
- 2g geräucherter Paprika
- 5g Salz
- 2eggs
- 224 ml Molke
- 60g Allzweckmehl
- Antihaft-Sprühöl

Richtung:

1. Schneiden Sie eine geschnittene Zwiebel mit einer Dicke von 13 mm und trennen Sie die Schichten in Ringe.
2. Semmelbrösel, Paprika und Salz in einer Schüssel vermischen. Zur Seite stellen.
3. Eier und Buttermilch vollständig vermischen.
4. Jeden Zwiebelring in das Mehl, dann in die geschlagenen Eier und schließlich in die Semmelbröselmischung tauchen.

5. Die Fritteuse vorheizen, auf 190°C einstellen.

6. Die Zwiebelringe mit Speiseöl bestreuen.

7. Die Zwiebelringe in einer einzigen Schicht in die Körbe der vorgewärmten Fritteuse legen und in Chargen bei 190°C 10 Minuten goldbraun garen. Achten Sie darauf, Ölspray in der Mitte des Kochens zu verwenden, um gleichmäßig zu kochen.

8. Mit Ihrer Lieblingssauce servieren.

ERNÄHRUNG: Kalorien: 276 Fett: 15,51g Kohlenhydrate: 31,32g Eiweiß: 3,7g Zucker: 0g Cholesterin: 14mg

Schlussfolgerung

Vielen Dank, dass Sie es bis zum Ende von *Gesundes Air Fryer Kochbuch 2021: Ein Komplettes Air Fryer-Kochbuch Zum Genießen Ihrer Mahlzeiten Für Anfänger, Vom Frühstück Bis Zum Dessert Die Besten Rezepte Für Sie* ; Viele Rezepte zu Ihrer Zufriedenheit und *für*das Glück IhrerFamilie, hoffen wir, dass es informativ war und Ihnen alle Werkzeuge zur Verfügung stellen kann, die Sie benötigen, um Ihre Ziele zu erreichen, was auch immer sie sein mögen.

Die Air Fryer kann einige Zeit in Anspruch nehmen, um sich daran zu gewöhnen. Es braucht Zeit, um neue Gewohnheiten zu bestimmen und sich mit Lebensmittelersatzmethoden vertraut zu machen, einschließlich der Möglichkeit, kostengünstige Lebensmittel schmackhaft und befriedigend zu machen.

Aber wenn Sie damit Schritt halten, kann es zu einer Ersatzlebensweise werden, die natürlich und budgetfreundlich ist. Es kann auch zu einigen wichtigen gesundheitlichen Verbesserungen führen, besonders wenn Sie an einer Erkrankung leiden, Keto-Diät erweist sich als hilfreich. Und eine bessere Gesundheit kann weniger Arztbesuche und niedrigere medizinische Kosten bedeuten.

Schließlich, wenn Sie dieses Buch in irgendeiner Weise nützlich fanden, ist eine Rezension immer willkommen!

Lightning Source UK Ltd.
Milton Keynes UK
UKHW020119060821
388361UK00006B/58